I0074753

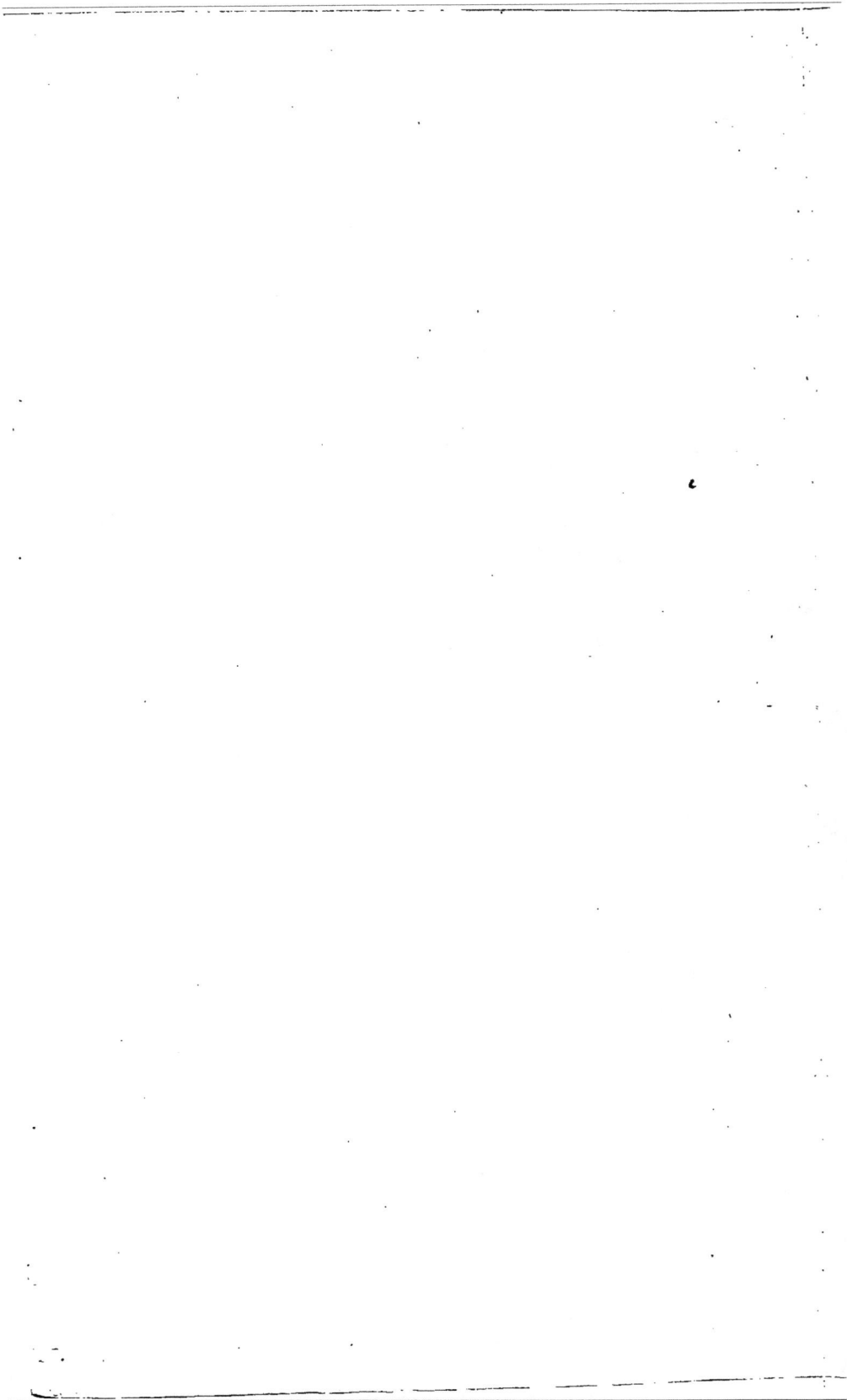

NOTE

SUR

UN CAS D'ABSENCE CONGÉNITALE

DES MUSCLES PECTORAUX

PAR

Le Docteur FALLOT

MÉDECIN DES HOPITAUX, PROFESSEUR A L'ÉCOLE DE MÉDECINE
DE MARSEILLE

———⟶✕⟶———

MARSEILLE

TYPOGRAPHIE ET LITHOGRAPHIE BARLATIER
Rue Venture, 19
—
1898

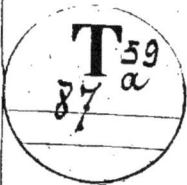

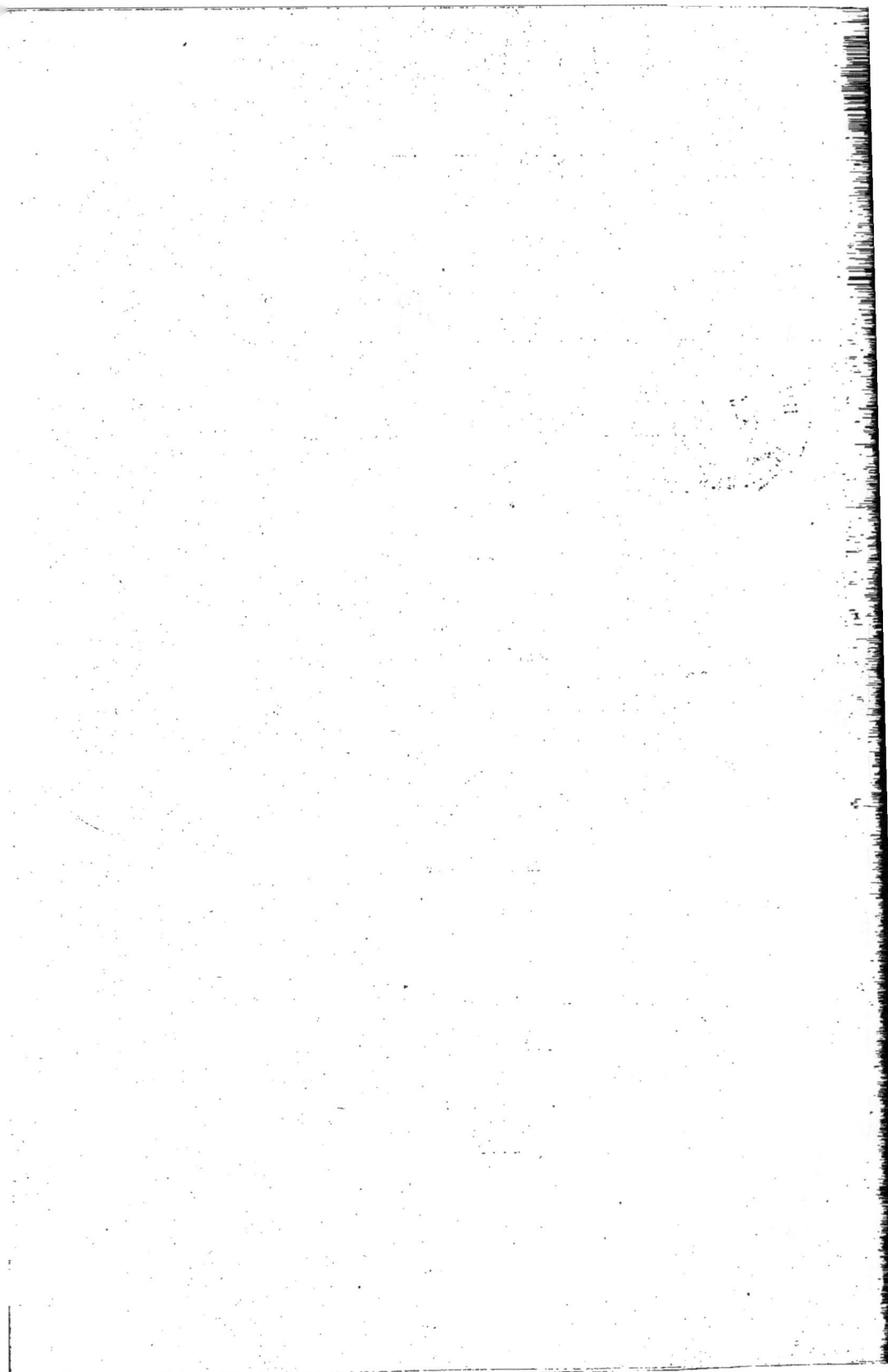

NOTE

SUR

UN CAS D'ABSENCE CONGÉNITALE

DES MUSCLES PECTORAUX

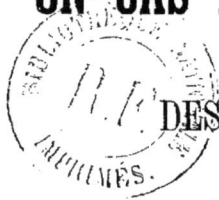

PAR

Le Docteur FALLOT

MÉDECIN DES HOPITAUX, PROFESSEUR A L'ÉCOLE DE MÉDECINE

DE MARSEILLE

MARSEILLE

TYPOGRAPHIE ET LITHOGRAPHIE BARLATIER

Rue Venture, 19

1898

Ta 59
87

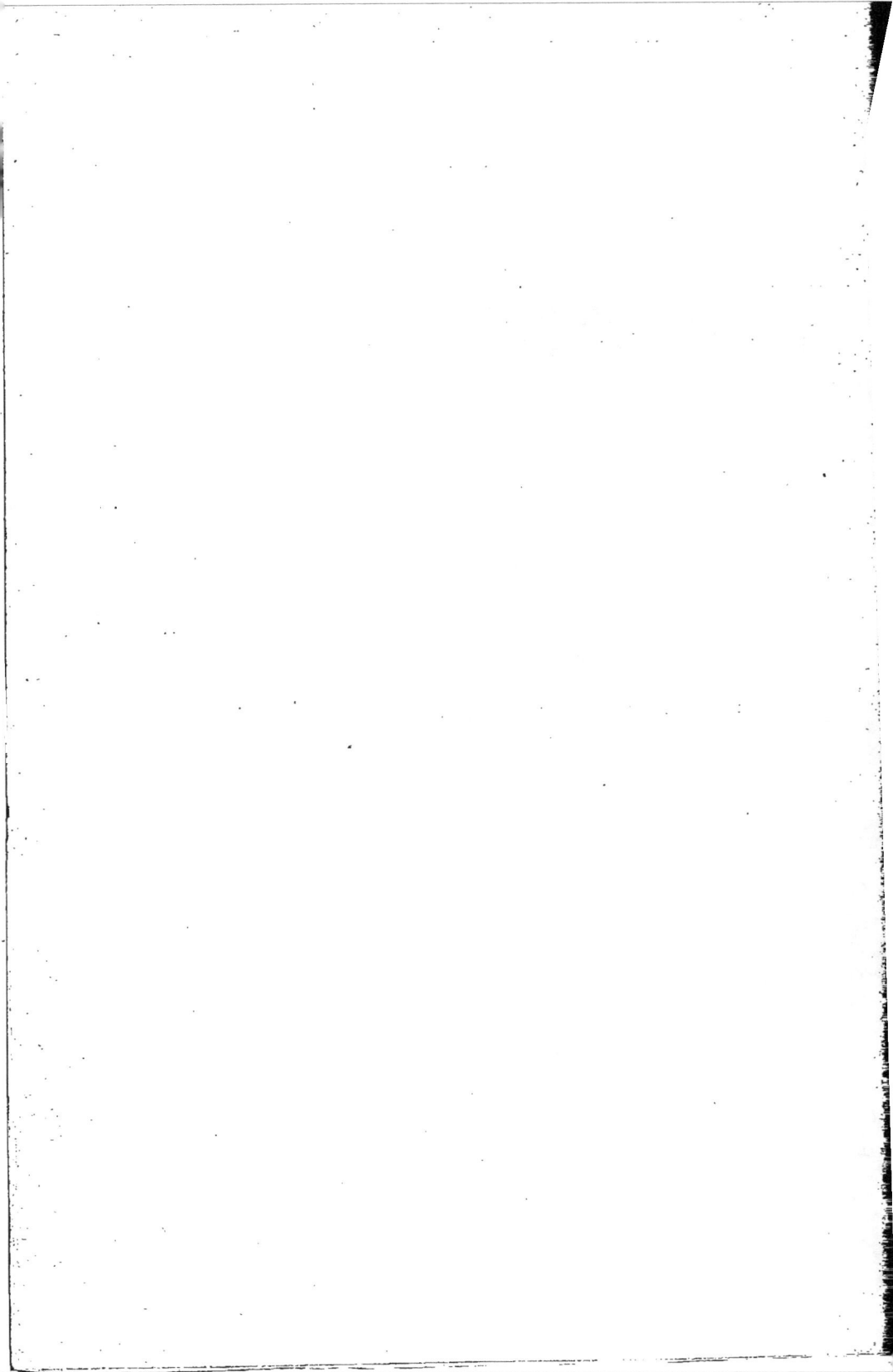

Extrait du *Marseille Médical*

NOTE

SUR

UN CAS D'ABSENCE CONGÉNITALE

DES MUSCLES PECTORAUX

PAR

Le docteur FALLOT

Médecin des Hôpitaux, professeur à l'École de Médecine

Le 10 avril 1897 (1) entrait dans notre service de l'Hôtel-Dieu, salle St-Joseph, le nommé R..., âgé de 27 ans, né à Marseille, profession maçon ; il était atteint, depuis la fin du mois de décembre, d'une sciatique siégeant à gauche et accompagnée de troubles amyotrophiques évidents du membre inférieur correspondant. Dans notre interrogatoire, nous examinâmes avec soin ses antécédents morbides, et nous fûmes ainsi amené à lui demander s'il avait fait son service militaire ; il nous répondit qu'il avait été réformé, mais qu'il ignorait absolument la raison qui l'avait fait déclarer impropre à porter les armes. R... paraissant vigoureux et de bonne constitution, le fait nous sembla singulier ; nous le fîmes alors déshabiller complètement pour le soumettre à un examen plus complet, et c'est ainsi qu'il nous fut possible de constater chez lui la bizarre anomalie de conformation que nous allons décrire : anomalie que R.... ignorait complète-

(1) Observation recueillie par M. Abély, interne du service

ment et de l'existence de laquelle il n'avait pas le plus léger soupçon.

Si l'on fait tenir R... debout, dans la position du soldat sans armes, le thorax complètement nu, si l'on se place ensuite en face de lui et qu'on l'examine avec attention, on est aussitôt frappé par une particularité anatomique extrêmement singulière : les deux régions thoraciques supérieures droite et gauche présentent un défaut de symétrie qui attire tout d'abord le regard ; tandis que le côté gauche est normal, à droite la région thoracique supérieure dans la zone sous-claviculaire est comme déprimée et aplatie. En vain l'on recherche de ce côté la masse musculaire qui, appliquée d'abord contre la cage thoracique, se dirige vers l'épaule en formant la paroi antérieure du creux de l'aisselle : cette masse musculaire manque entièrement, et le creux de l'aisselle ne présente pas de paroi antérieure. Cette disposition devient encore plus nette si R... relève le bras droit jusqu'à l'horizontale. Dans toute la région pectorale, surtout au voisinage du mamelon, la peau semble adhérer plus intimement aux parties profondes, comme si le pannicule adipeux qui la double était notablement moins épais que du côté normal ; il en résulte qu'elle demeure à peu près immobile dans le mouvement d'élévation du bras droit ; dans ce mouvement le mamelon droit conserve presque complètement sa position, à gauche au contraire le même mouvement élève le mamelon correspondant de deux à trois centimètres en haut et en dehors.

En palpant avec soin la région examinée, il semble tout d'abord que le grand pectoral manque complètement et qu'il n'en existe plus aucune trace ; cependant un examen plus attentif permet de constater qu'il existe encore quelques vestiges, rudimentaires il est vrai, mais très réels de ce muscle important. Ces vestiges sont représentés par : 1° la partie externe du faisceau claviculaire qui figure un petit triangle charnu dont la base mesure trois centimètres environ sur la partie moyenne de la clavicule, dont le sommet aboutit au deltoïde ; 2° si l'on fait placer R... les mains appuyées sur les

hanches, et si, dans cette attitude, on explore avec soin la
région que devrait occuper le bord externe du grand pectoral
droit, limitant en avant le creux axillaire, on perçoit à ce
niveau, dans l'épaisseur de la peau, une lame aponévrotique
formant comme une corde mince et tranchante à la région
externe ; en suivant de haut en bas et de dehors en dedans
cette lame tranchante, on s'aperçoit qu'elle va s'épanouis-
sant en éventail sur la région pectorale, au niveau des 2me et
3me côtes sur lesquelles elle s'épuise rapidement. Si l'on
explore plus profondément la région comprise entre ce rudi-
ment d'aponévrose et la paroi thoracique elle-même, on croit
découvrir dans cette région l'existence de deux tout petits
faisceaux musculaires qui, d'abord rattachés à l'aponévrose,
l'abandonnent bientôt pour se porter plus directement en
haut et en dehors vers l'apophyse coracoïde ; il est infiniment
probable que ces deux minuscules faisceaux profonds repré-
sentant le petit pectoral.

Notre confrère le docteur Gilles, qui s'occupe spécialement
d'électrothérapie a, sur notre prière, eu l'obligeance d'exami-
ner notre malade : il nous a remis la note suivante qui
résume ses constatations :

« Réactions musculaires normales ; il n'y a pas de réac-
tion d'atrophie, mais seulement la conséquence du défaut de
fibres dans les pectoraux du côté droit.

« Il reste la partie externe du faisceau claviculaire du
grand pectoral et quelques fibres isolées dans la partie inférieure du muscle ; les contractions de ces fibres ne suffisent
pas à exercer une traction sensible sur le tendon.

« Le petit pectoral n'a que quelques fibres, mais elles se
contractent bien. »

Le squelette lui-même n'est pas absolument normal dans
la région : il est comme en retrait à droite par rapport au
côté gauche normal ; la cage thoracique est comme aplatie à
ce niveau ; cet aplatissement commence au niveau de la ligne
médiane, dans la moitié supérieure du sternum, pour prendre
son développement le plus complet au niveau des 2me, 3me et

4me cartilages costaux et des côtes correspondantes. La 4me côte est plus en saillie que la 3me, et la 5me à droite est sur le même plan que sa congénère à gauche. Cet aplatissement en avant de la région thoracique supérieure est compensé par une saillie correspondante en arrière, d'où il résulte que les diamètres thoraciques antéro-postérieurs sont à peu près égaux à droite et à gauche.

Tous les autres muscles de la région de l'épaule droite sont manifestement plus développés qu'à gauche ; cela est évident surtout pour le deltoïde et le grand dorsal.

Au point de vue physiologique, R... se sert de son bras droit aussi bien que du gauche, et c'est certainement pour cette raison qu'il ne se doutait pas de la singulière anomalie anatomique dont il est porteur ; il est droitier, exerce une profession qui exige un assez grand déploiement de force musculaire et n'a jamais été gêné en rien dans l'exercice de son métier ; il fait partie d'une société de gymnastique ; il se livre à tous les exercices classiques (ascension à la corde, trapèze, bras carré, rétablissements, etc.). avec autant de facilité que n'importe qui.

Les cas analogues à celui dont nous venons de relater l'observation sont certainement rares dans la science.

Dans son remarquable ouvrage sur *Anomalies musculaires chez l'homme expliquées par l'anatomie comparée*, le professeur Testut a consacré quelques pages à l'anomalie du grand pectoral constituée par l'absence d'un ou de tous les faisceaux de ce muscle. Il donne l'analyse sommaire de 24 cas dont un seul lui est personnel, les autres sont empruntés à divers auteurs étrangers, Calori, Giovanardi, Turner, Berger, Kolliker, Macalister, etc.

Dans un article tout récemment paru dans la *Presse médicale* (1), deux médecins militaires, les docteurs G. Azam et J. Casteret en ont publié deux nouveaux inédits, et présentant avec le nôtre une frappante analogie. En voici le résumé succinct.

(1) N° du 3 février 1897. Deux figures fort bien faites facilitent l'intelligence de la description.

OBSERVATION I. — S... originaire des Landes, 21 ans, taille 1 m. 67 ; périmètre thoracique 0,84 ; constitution bonne, musculature assez développée; pas d'antécédents héréditaires, pas de malformation physique dans la famille. Lorsque S..... se tient dans la position du soldat sans armes, et surtout lorsqu'il est debout, les poings sur les hanches, on constate un défaut frappant de symétrie dans la partie supérieure du thorax ; à gauche il n'existe rien d'anormal ; à droite au contraire le pectoral cesse brusquement à 5 centimètres au-dessous de la clavicule, à 8 centimètres du mamelon ; son bord inférieur forme, entre ces deux points, une vraie corde tendue horizontalement du sternum au bras ; il semble qu'on ait coupé net ce muscle à ce niveau pour en retrancher les deux tiers inférieurs. C'est en vain, en effet, que dans la région du mamelon on cherche la présence de fibres musculaires, la peau est directement appliquée contre les côtes. La paroi antérieure du creux de l'aisselle fait ainsi presque entièrement défaut à droite, et on aperçoit la paroi postérieure formée par le grand dorsal. L'interstice delto-pectral est beaucoup plus accusé à droite qu'à gauche; cette différence tient à ce que la portion claviculaire du grand pectoral est moins développée de ce côté ; elle est réduite à un faisceau qui s'insère sur la partie la plus interne de la clavicule, sur une étendue de 3 centimètres à peine, tandis que l'insertion du grand pectoral gauche mesure près de 7 centimètres. Le faisceau sterno-costal cesse au niveau du troisième espace ; il est beaucoup plus épais que la portion correspondante du pectoral gauche ; ses insertions internes sont si puissantes qu'elles forment une voussure analogue à celle que produirait un petit abcès froid qui serait développé sur le bord du sternum Il existe un petit faisceau qui va de la partie supérieure de la troisième côte vers l'apophyse coracoïde ; il se dessine très nettement sous la peau lorsque le sujet se soulève au trapèze ; c'est un vestige du petit pectoral.

Dans la région où le muscle est absent, la peau est plus adhérente, et glisse moins facilement sur les côtes : il en

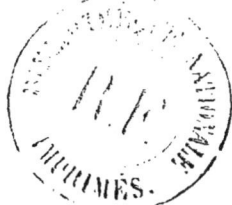

résulte que, lorsque le sujet réunit les mains au-dessus de la tête, le mamelon gauche subit une ascension de 4 centimètres.

La cage thoracique au-dessous du mamelon est bombée en avant et en dehors ; ce n'est pas là une simple apparence due à la disparition de la paroi antérieure de l'aisselle : c'est bien une réalité provenant du plus grand développement pris par les 4e, 5e, 6e et 7e côtes : le demi-périmètre thoracique droit au niveau de la 6e côte, est de 43 centimètres, le gauche n'est que de 41.

Le sternum et la colonne vertébrale ne sont pas déviés. A droite on note un peu d'hypertropie du deltoïde et de la portion du grand dorsal qui forme la paroi postérieure de l'aisselle.

Il existe encore une autre particularité du grand pectoral gauche ; quand ce muscle se contracte on voit se creuser un sillon horizontal qui va de la 2e côte au bras, formant ainsi une interstice qui semble continuer à gauche la dépression que forme le pectoral à droite.

S.... accomplit sans effort, et avec la même aisance qu'un sujet normal, tous les mouvements du bras, y compris l'adduction.

Observation II. — P.... artilleur, 21 ans, assez vigoureux, bien musclé ; boulanger ; taille 1 m. 65 ; périmètre thoracique 85,5 centimètres. Pas d'antécédents héréditaires, pas d'anomalie de conformation dans sa famille. Pas d'antécédents personnels. Aspect tout à fait spécial de la face antérieure du thorax ; à droite tout est normal ; à gauche, au contraire, aucun plan musculaire ne recouvre le squelette ; la paroi antérieure du creux de l'aisselle n'existe pas, et l'on voit le contour de la cage thoracique se dessiner jusqu'au dessous de la clavicule : c'est qu'il y a *absence des deux pectoraux gauches*. Ces deux muscles manquent totalement et l'on n'en peut trouver trace, même avec le courant électrique.

La peau moins bien nourrie, glisse plus difficilement sur les côtes ; aussi le mamelon reste-t-il à peu près immobile dans le mouvement d'élévation du bras. Les cartilages des 3e,

4ᵉ, 5ᵉ, 6ᵉ et 7ᵉ côtes présentent une voussure à convexité antérieure, cessant brusquement près du sternum et prononcée surtout sur la ligne d'insertion des pectoraux. Le demi-périmètre thoracique au-dessus du mamelon est de 46 cm. à droite, de 42 à gauche ; au-dessous des pectoraux il est de 42 cm. à droite et de 43,3 à gauche. Le diamètre latéral de la moitié gauche du thorax semble diminué, tandis que l'antéro-postérieur paraît augmenté. — Pas de déviation du sternum ni du rachis. — Le cœur est déplacé et la pointe bat dans l'angle xyphoïdien gauche.

Le faisceau claviculaire du deltoïde est plus gros de 2 cm. à gauche ; le trapèze, dans sa portion claviculaire, le grand dorsal, sont plus développés que leurs pareils du côté droit.

Si F. place les mains sur les hanches, à gauche apparaît dans toute son étendue la face postérieure du creux de l'aisselle ; de plus en allant de la face inférieure de la clavicule à l'apophyse coracoïde, on remarque et on sent à la palpation une corde assez épaisse que l'on prendrait volontiers pour un faisceau musculaire ; c'est le ligament coraco-claviculaire horizontal de Cruveilhier recouvrant en partie le paquet vasculo-nerveux.

Tous les mouvements sont possibles ; l'adduction s'exécute bien, quoique avec moins de force.

De quelle façon convient-il d'interpréter cette bizarre anomalie, et quelle est l'explication que l'on en peut donner ? Pour Testut, les diverses observations dont il donne l'analyse peuvent être rangées dans deux catégories bien distinctes : les unes relèvent directement de ce processus morbide décrit en pathologie sous le nom d'atrophie musculaire progressive, ou bien encore d'un traumatisme antérieur, mais le plus grand nombre ne peut être expliqué de cette façon.

« Les cas rares, mais bien observés, dit le savant anatomiste, où le grand pectoral était réduit à sa portion sterno-costale sont de ce nombre. Pourquoi ne pas voir dans cette dernière anomalie la reproduction chez l'homme d'une disposition qui est normale chez plusieurs mammifères, les *non claviculés* entre autres, (porc-épic, atèle, cercopithécus, macaque et orang) : le grand pectoral de ces animaux manque en effet de faisceaux claviculaires » (1).

Mais à cette interprétation on peut opposer une objection qui n'est certainement pas sans valeur : dans la plupart des cas relatés par l'auteur, lorsque le grand pectoral ne faisait pas complètement défaut, la portion dont l'absence est le plus fréquemment relevée est précisément constituée par les faisceaux sterno-costaux. C'est ainsi que dans l'unique cas qu'il a lui-même observé, la portion manquante du muscle, était représentée par une fissure mesurant environ 2 centimètres et demi à sa base sternale, et transversalement dirigée à la hauteur de la 3e et de la 4e côte ; — dans le cas de Giovanardi, c'est la plus grande partie de la portion costale du grand pectoral droit qui manquait ; — dans le cas de Calori, il y avait aussi absence de la portion costale du grand pectoral droit ; — dans le cas de Swiney il y avait absence de la portion costale du grand pectoral et de la totalité du petit ; la portion claviculaire du pectoral était, au contraire, légèrement hypertrophiée ; — dans le cas de Turner, il y avait absence des faisceaux musculaires qui partent de la 2e côte et de la portion correspondante du sternum ; — dans le cas de Berger, il y avait absence de la portion sterno-costale du grand pectoral droit, coïncidant avec une hypertrophie considérable de la portion claviculaire ; — dans le cas de Kolliker, la portion claviculaire du grand pectoral est normalement conformée ; plus bas, la portion sterno-costale jusqu'à la 4e côte fait défaut ; plus bas encore le muscle existe comme à l'état normal ; — dans le cas de Quains, il y avait absence de la moitié inférieure de la portion costale du muscle.

Comme on a pu le voir précédemment, dans les deux observations de Azam et Casteret, la portion claviculaire du grand pectoral existe en totalité ou en partie ; et dans la nôtre l'atrophie porte bien plus sur la portion costo-sternale du

(1) Page 32.

grand pectoral que sur sa portion claviculaire puisque celle-
ci est encore figurée par le petit triangle charnu que nous
avons décrit.

Comme on le voit, l'explication proposée par Testut n'est
applicable, et l'éminent anatomiste en convient lui-même
qu'aux cas où le grand pectoral est réduit à sa portion sterno-
costale : or, et cela résulte des documents réunis par l'auteur,
cette disposition est de beaucoup la plus rare ; le plus sou-
vent, presque constamment, les faisceaux sterno-costaux
sont seuls absents, quelques fois même les faisceaux claviculaires offrent un développement supérieur à la moyenne.

Pour ce qui est de l'absence du petit pectoral, Testut en
relate aussi quelques cas empruntés à divers auteurs étrangers ; « tous ces faits, dit-il, doivent vraisemblablement se
rattacher à quelque arrêt de développement » (1). Kolliker
à ce propos s'est demandé si cette anomalie ne pourrait pas
avoir pour conséquence de modifier la disposition de l'apophyse coracoïde ; il est en effet naturel de supposer que
cette saillie osseuse n'étant plus sollicitée en sens inverse,
au dehors par le coraco-brachial et le court biceps, en dedans
par le petit pectoral, mais uniquement en dehors par ces
deux premiers muscles, devrait être moins déjetée en dedans
que dans les cas ordinaires. Des mensurations pratiquées avec
l'appareil de Lucœ lui ont démontré l'exactitude de cette
conception *a priori*: du côté où siégeait l'anomalie musculaire, l'apophyse coracoïde était moins déjetée en arrière,
elle se rapprochait de l'acromion, diminuant d'autant la longueur du ligament coraco-acromial ; la distance qui sépare
le sommet de cette apophyse des tubérosités humérales me-
surait quelques millimètres de moins que du côté normal.

Azam et Casteret ont complété leur deux curieuses observations par quelques considérations intéressantes au double
point de vue de l'anatomie et de la physiologie.

Au point de vue anatomique, ils insistent sur la voussure
de la cage thoracique et des cartilages costaux indiquée dans

(1) Loc. citat., p. 13.

l'une et l'autre observations. Ils donnent de ce fait singulier l'explication qui suit :

« La forme de la cage thoracique varie avec les diverses périodes successives de l'existence: chez le fœtus, elle est développée surtout dans le sens antéro-postérieur; chez l'enfant, elle est assez régulièrement arrondie ; chez l'adulte elle est aplatie d'avant en arrière. Cette modification s'explique par le mécanisme suivant.

« Envisagés dans leur ensemble, les muscles pectoraux et dorsaux forment deux sangles, l'une antérieure, l'autre postérieure dont les extrémités s'attachent au bras. Toutes les fois que ceux-ci se mettent en mouvement, les deux sangles entrent en jeu, se contractent, tendent à se rapprocher l'une de l'autre, et par suite aplatissent le thorax. Celui-ci est donc gêné dans son développement en avant et en arrière ; au contraire, sur les côtés, rien n'entrave son expansion, et il se dilate à droite et à gauche. Ainsi il prend peu à peu avec l'âge la forme d'un ovale à grand diamètre transversale, c'est-à-dire biaxillaire. D'après Testut, le squelette est ici comme ailleurs, un élément souple que la fonction façonne à sa guise.

« Supposons que cette sangle soit interrompue sur un des des côtés de la poitrine — cette condition se trouve réalisée par l'absence des pectoraux — la cage ne sera plus comprimée sur ce point ; elle cèdera dans ce segment rien que sous l'influence de la poussée pulmonaire, comme elle le fait dans l'emphysème. C'est par ce mécanisme que nous expliquons la voussure que présente la partie antérieure de la cage thoracique chez nos deux sujets.

« Chez le second sujet la voussure siège au niveau des cartilages costaux ; c'est que, par suite de l'aplatissement de la cage dans la région axillaire, le poumon gauche n'a pu se développer dans le sens latéral, et il a pris son extension en avant, a repoussé le cœur vers la ligne médiane, et celui-ci à son tour s'est fait une place en projetant en avant les cartilages costaux. »

2° Au point de vue physiologique, Azam et Casteret insistent sur se fait qui surprend tout d'abord, c'est que l'absence

d'un muscle aussi important que le grand pectoral n'entraîne
aucune gêne fonctionnelle dans les mouvements du bras ;
cela tient à ce que la portion claviculaire du deltoïde et le
grand dorsal se partagent les attributions des pectoraux et
les suppléent dans leur tâche : le bras a simplement un peu
moins de force.

Nous ne pouvons que nous associer à ces dernières considérations d'ordre physiologique, car elles sont de tout point
confirmées par notre observation ; l'intégrité des mouvements du bras, notée chez notre sujet aussi bien que chez
ceux étudiés par nos confrères, ne peut s'expliquer que par
des sssociations et des suppléances fonctionnelles des groupes
musculaires. Au contraire, pour ce qui est de la théorie
qu'ils nous proposent pour expliquer la forme aplatie dans le
sens antéro-postérieur que prend le thorax, elle nous semble
s'imposer beaucoup moins à l'esprit. S'il s'agissait, en effet,
d'une véritable loi d'embryologie, si le thorax, des vertèbrés
supérieurs, primitivement cylindrique, chez l'embryon, ne
s'aplatissait d'avant en arrière que sous l'influence des muscles pectoraux et dorsaux agissant à la façon d'un véritable
appareil de compression, cette loi ne devrait pas souffrir
d'exception, et toutes les fois que cette compression fait
défaut, la cage thoracique devrait à ce niveau conserver sa
forme cylindrique embryonnaire : or, si les choses semblent
s'être passé ainsi chez les sujets étudiés par Azam et
Casterel, et si chez eux le thorax est, en effet, bombé dans
la région où la sangle musculaire est absente, c'est la disposition précisément inverse que l'on note dans notre observation ; chez R..., en effet, la cage thoracique est manifestement déprimée dans la région des côtes sur lesquelles
devrait s'insérer le grand pectoral absent ; par contre, et à
l'inverse de ce que ferait supposer la théorie, elle est renflée
en haut et en arrière, c'est-à-dire dans la région où la
la sangle musculaire constituée par les muscles postérieurs
de l'épaule présente un développement au moins égal, peu
être un peu supérieur à la normale.

Cette dépression de la région thoracique antérieure et supérieure nous paraît devoir s'expliquer d'une façon aussi simple que naturelle par l'absence des deux muscles pectoraux ; si le grand pectoral a pour action principale de rapprocher le bras des parois du thorax (Sappey), quelquefois aussi il prend son point d'appui sur l'humérus, et alors il soulève les côtes en les portant en haut et en dehors ; le petit pectoral sert surtout à attirer l'épaule en bas, en dedans et en avant, mais il peut aussi accessoirement, et lorsqu'il prend son point fixe sur le scapulum, élever les côtes et devenir inspirateur : que ces deux muscles viennent à faire défaut, la région supérieure du thorax ne sera pas soumise à leur double action dilatatatrice ; il n'y aura dès lors pas lieu de s'étonner de ne pas lui voir acquérir la même amplitude que celle du côté normal, et de la trouver sensiblement déprimée par rapport à cette dernière.

Cette interprétation de l'anomalie de conformation que présente le thorax de notre sujet nous semble absolument rationnelle.

Depuis la rédaction de ces notes, R... est décédé ; il a présenté successivement des lésions tuberculeuses du testicule gauche, une arthrite tibio-tarsienne du côté droit et enfin des phénomènes de méningite tuberculeuse auxquels il a succombé le 25 novembre 1897.

Le sujet étant réclamé, l'autopsie n'a pu être pratiquée que d'une façon très incomplète ; il a cependant été possible d'exécuter la dissection de la partie supérieure du tronc, ce qui a permis de faire les constatations suivantes (1) :

1° Le tissu sous-cutané de la région sous-claviculaire et acromiale droite est pauvre en éléments graisseux ; dans son épaisseur vient se terminer le peaucier du cou dont les faisceaux sont plus colorés et plus serrés qu'on ne l'observe habituellement ;

2° Le peaucier enlevé, on trouve l'aponévrose du grand pectoral moins étendue que normalement ; le grand pectoral,

(1) Notes recueillies par M. Julia, interne du service.

en effet, n'est représenté que par un seul faisceau qui part du tiers moyen de la clavicule pour aller se fixer sur la lèvre antérieure de la coulisse bicipitale de l'humérus. Ce faisceau musculaire, large de 4 centimètres, d'une longueur de 12 centimètres, ne constitue que la portion externe du chef claviculaire ; le tiers interne de la clavicule est absolument dépourvu de toute insertion. Les portions sternale, chondrosternale et abdominale du grand pectoral font aussi absolument défaut. Le tendon huméral n'a qu'une lame fibreuse ; sur ses deux faces se jettent les faisceaux descendants ;

3° L'aponévrose clavi-coraco-axillaire forme un plan nacré très résistant, à bord inférieur très tranchant ; dans son dédoublement ne se trouve aucune fibre musculaire ;

4° L'absence du petit pectoral est totale ; sur les 3°, 4° et 5° côtes, nulle trace d'insertion musculaire ; la moitié antérieure du bord interne de l'apophyse coracoïde est également libre de toute insertion. Cette apophyse est normale et sa direction n'est nullement modifiée ;

5° Les muscles intercostaux sont remarquables par leur minceur extrême. Les intercostaux internes des 2°, 3° et 4° espaces présentent une disposition rayonnée particulière de leurs languettes fibro-tendineuses ;

6° La portion supérieure du grand dentelé est bien distincte et beaucoup plus développée que les portions moyenne et inférieure ; les deux digitations qui la constituent sont fusionnées et insérées sur un arc fibreux jeté comme un pont sur la 1re et la 2e côte ; elles forment ainsi un fuseau très charnu, large de 5 centimètres, épais de 3 centimètres et long de 9 centimètres ;

7° Le faisceau externe du grand droit de l'abdomen remonte s'insérer jusque sur la 4e côte ; les deux autres faisceaux n'offrent rien de particulier, mais leur ensemble produit un épanouissement plus large que d'ordinaire (10 centimètres de largeur) ; le muscle est aussi plus épais ;

8° Sur le corps de la 2e côte, au point saillant de sa courbure, s'insère un ruban musculaire étroit qui descend en avant et en dedans pour se terminer près de l'angle antérieur de la 3° côte ; il est long de 7 centimètres, large de 2 1/2, il semble renforcer l'intercostal externe sous-jacent dont il reproduit la direction :

9° Les côtes sont amincies ; la 3° et la 4° en particulier sont moitié moins épaisses que les autres ;

10° Du côté gauche il n'existe pas d'anomalies musculaires homologues et symétriques ; les arcs costaux ont également leur épaisseur normale.

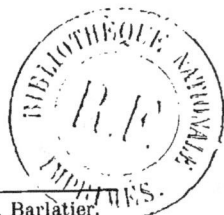

Marseille. — Typ. et Lith. Barlatier.

BIBLIOTHEQUE NATIONALE DE FRANCE

3 7531 03287194 0

www.ingramcontent.com/pod-product-compliance
Lightning Source LLC
Chambersburg PA
CBHW060531200326
41520CB00017B/5201